APRES L'ACCOUCHEMENT

"Après l'accouchement" signifie "après la naissance". C'est une période de temps après qu'une femme a donné naissance à un enfant. Pendant cette période, le corps de la femme se rétablit de la grossesse et de l'accouchement. C'est aussi le moment où la mère commence à s'occuper de son nouveau-né.

Cette période peut impliquer une variété de changements physiques et émotionnels. Les changements physiques peuvent inclure la rétraction de l'utérus à sa taille pré-grossesse, la guérison de l'éventuelle déchirure ou incision (en cas d'accouchement par voie vaginale ou césarienne), et l'élimination du sang et des tissus supplémentaires qui ont soutenu la grossesse (ce qu'on appelle les lochies).

Du point de vue émotionnel, de nombreuses nouvelles mères éprouvent ce qu'on appelle le "baby blues", qui est une période de tristesse, de pleurs et d'anxiété qui peut durer jusqu'à deux semaines après l'accouchement. Dans certains cas, le "baby blues" peut évoluer en une dépression post-partum plus grave, qui est un état plus sévère et durable de dépression qui nécessite un traitement médical.

En outre, après l'accouchement, il est également important de se concentrer sur la liaison avec le nouveau-né, l'allaitement (si c'est le choix de la mère), et de s'adapter à la nouvelle routine avec un bébé.

"Suites des couches"

"Suites de couches" désigne la période de récupération et d'adaptation qui suit l'accouchement. Cette période dure environ six semaines, jusqu'à ce que le corps de la femme revienne à peu près à son état pré-grossesse. Cette période peut être plus longue ou plus courte en fonction de divers facteurs, y compris le type d'accouchement (par exemple, vaginal ou césarien), la santé globale de la femme et d'autres facteurs individuels.

Les suites de couches peuvent inclure :

- Des saignements vaginaux : Les saignements et les écoulements post-partum, appelés lochies, peuvent durer de quelques jours à quelques semaines.
- La contraction de l'utérus : L'utérus commence à se contracter et à diminuer en taille peu après

l'accouchement. C'est un processus qui peut prendre plusieurs semaines.

- Les changements hormonaux : De nombreux changements hormonaux se produisent après l'accouchement, ce qui peut affecter l'humeur, le sommeil, la lactation, etc.

- La lactation : Si la mère choisit d'allaiter, la montée de lait se produit généralement quelques jours après l'accouchement.

- Des douleurs : La mère peut ressentir des douleurs dans plusieurs parties du corps, notamment là où elle a été suturée suite à un accouchement par césarienne ou à une déchirure ou une épisiotomie lors d'un accouchement vaginal.

- La récupération émotionnelle : De nombreuses femmes éprouvent des "baby blues" ou une dépression post-partum après l'accouchement.

- Les soins du nouveau-né : La mère et le reste de la famille s'adaptent également à la vie avec un nouveau-né.

Il est important pour les femmes de se reposer et de prendre soin d'elles pendant les suites de couches. Elles devraient être en contact avec leurs professionnels de santé pour toute question ou préoccupation, et elles auront généralement un rendez-vous post-partum environ six semaines après l'accouchement pour vérifier leur récupération.

Retrouver la ligne

Retrouver la ligne, ou retrouver sa silhouette d'avant la grossesse, est un processus qui varie beaucoup d'une femme à l'autre. Certaines femmes perdent rapidement le poids de la grossesse, tandis que d'autres peuvent trouver cela plus difficile. Il est important de se rappeler que chaque corps est différent et que la santé devrait toujours être la priorité plutôt que la perte de poids rapide.

Voici quelques conseils généraux pour retrouver la ligne après l'accouchement :

1. Alimentation équilibrée : Concentrez-vous sur une alimentation riche en fruits, légumes, protéines maigres et grains entiers. Ces aliments fournissent les nutriments dont votre corps a besoin pour se rétablir de l'accouchement.

2. Allaitement : L'allaitement peut aider certaines femmes à perdre du poids après

l'accouchement, car il brûle des calories supplémentaires.

3. Activité physique : Une fois que votre médecin vous a donné le feu vert, intégrez progressivement l'activité physique dans votre routine. Cela peut commencer par de courtes promenades avec votre bébé avant de passer à des exercices plus intensifs.

4. Hydratation : Boire beaucoup d'eau peut aider à maintenir le métabolisme actif et à prévenir la déshydratation, surtout si vous allaitez.

5. Sommeil : Le manque de sommeil peut perturber les hormones qui contrôlent la faim et l'appétit. Bien que cela puisse être difficile avec un nouveau-né, essayez de dormir autant que possible.

6. Patience : Enfin, soyez patiente avec vous-même. Il est normal que le poids de la grossesse ne disparaisse pas immédiatement après l'accouchement.

Il est toujours préférable de consulter un professionnel de la santé avant de commencer un nouveau régime ou un programme d'exercice après l'accouchement. Il ou elle pourra vous donner des conseils personnalisés en fonction de vos besoins spécifiques

Six semaines après

Six semaines après l'accouchement, le corps de la plupart des femmes a fait beaucoup de progrès dans son rétablissement. Cette période de six semaines est souvent appelée la période des "suites de couches".

Voici quelques changements et ajustements courants que vous pourriez remarquer six semaines après l'accouchement

1. Récupération physique : À ce stade, toute incision de césarienne ou déchirure vaginale devrait être bien guérie. L'utérus est généralement revenu à peu près à sa taille pré-grossesse, et les saignements vaginaux post-partum (ou lochies) devraient avoir considérablement diminué ou cessé.

2. Changements hormonaux : Les hormones continuent de fluctuer pendant cette période, ce qui peut entraîner des changements d'humeur.

3. Allaitement : Si vous allaitez, votre production de lait devrait être bien établie à ce stade.

4. Sommeil et fatigue : Avec l'ajustement à la vie avec un nouveau-né, vous pouvez toujours vous sentir fatiguée, surtout si votre bébé ne dort pas encore toute la nuit.

5. Activité physique : Si votre médecin l'approuve, vous pouvez généralement commencer à faire de l'exercice plus intensif à ce stade pour aider à retrouver votre forme physique.

6. Sexualité : Certaines femmes se sentent prêtes à reprendre les relations sexuelles à ce stade, mais d'autres peuvent avoir besoin de plus de temps. Il est important de discuter de cela avec votre partenaire et votre médecin.

7. Visite post-natale : Habituellement, vous aurez une visite post-natale avec votre médecin environ six semaines après l'accouchement. C'est une bonne occasion de discuter de toute préoccupation que vous pourriez avoir.

Chaque femme est différente, il est donc important de vous écouter et de consulter votre professionnel de santé si vous avez des préoccupations.

De nouveau belle

Il est important de se rappeler que la beauté n'est pas définie par la taille de votre corps ou par votre apparence physique. La beauté vient de l'intérieur et est liée à la confiance en soi, à la gentillesse et à l'amour de soi. La grossesse et l'accouchement sont des processus naturels qui peuvent entraîner des changements physiques, et ces changements ne diminuent en rien votre beauté.

Cependant, si vous vous sentez mal à l'aise avec ces changements et que vous voulez "retrouver votre beauté", voici quelques conseils qui pourraient vous aider :

1. Prenez soin de vous : Prendre le temps de prendre soin de soi peut faire une grande différence dans la façon dont vous vous sentez. Cela peut inclure des choses comme prendre un bain relaxant, faire de l'exercice, lire un bon livre, ou passer du temps avec des amis ou de la famille.

2. Mangez sainement : Une alimentation équilibrée peut vous aider à vous sentir mieux dans votre corps et à améliorer votre peau, vos cheveux et vos ongles.

3. Faites de l'exercice : Avec l'approbation de votre médecin, essayez de faire régulièrement de l'exercice. Cela peut vous aider à retrouver votre

forme physique et à améliorer votre humeur et votre énergie.

4. Reposez-vous : Le manque de sommeil peut affecter votre humeur et votre apparence. Essayez de dormir autant que possible et de faire des siestes quand vous le pouvez.

5. Habillez-vous de manière à vous sentir bien : Portez des vêtements qui vous font vous sentir belle et à l'aise. Vous n'avez pas besoin de rentrer immédiatement dans vos anciens vêtements. Il existe de nombreux vêtements élégants et confortables qui peuvent vous aider à vous sentir bien dans votre corps post-partum.

6. Soyez patiente avec vous-même : Votre corps a mis neuf mois à changer pour porter votre bébé, il est donc normal qu'il faille du temps pour revenir à son état d'avant la grossesse. Essayez de ne pas vous mettre trop de pression pour retrouver rapidement votre "ancienne" silhouette.

Rappelez-vous, il n'y a pas de bonne ou de mauvaise façon d'être belle. Chaque femme est belle à sa manière, et il est important de célébrer votre corps pour la vie incroyable qu'il a créée.

Voici d'autres conseils qui pourraient vous aider à vous sentir mieux après l'accouchement :

1. Connectez-vous avec d'autres : Parfois, partager vos sentiments avec d'autres mères qui traversent la même chose peut être très utile. Vous pouvez rejoindre des groupes de soutien pour les nouvelles mères, en ligne ou en personne, pour partager des expériences et des conseils.

2. Pratiquez la gratitude : Cela peut sembler cliché, mais prendre quelques moments chaque jour pour réfléchir aux choses pour lesquelles vous êtes reconnaissante peut améliorer votre humeur et votre perspective.

3. Prenez du temps pour vous : Même si c'est juste quelques minutes par jour, essayez de prendre du temps pour vous. Que ce soit pour lire un livre, faire une promenade, méditer ou simplement vous détendre avec une tasse de thé, ce temps peut aider à réduire le stress et à améliorer votre humeur.

4. Considérez de l'aide professionnelle : Si vous vous sentez déprimée, anxieuse, ou si vous avez du mal à vous adapter à la vie avec un nouveau-né, il peut être utile de parler à un professionnel de la santé mentale. La dépression post-partum est une condition sérieuse qui peut être traitée avec succès avec de l'aide professionnelle.

5. Rappelez-vous que c'est temporaire : Les premiers mois après l'accouchement peuvent être très difficiles, mais il est important de se rappeler que c'est une phase temporaire. Les choses vont s'améliorer avec le temps.

6. Soyez gentille avec vous-même : Essayez de ne pas être trop dure avec vous-même. Vous avez accompli quelque chose de remarquable en donnant naissance à un bébé, et il est normal de ne pas se sentir "parfaite" tout de suite après.

7. Recherchez de l'aide si vous en avez besoin : N'hésitez pas à demander de l'aide à vos proches ou à des professionnels si vous en ressentez le besoin. Que ce soit pour s'occuper du bébé, faire le ménage ou préparer des repas, obtenir de l'aide peut vous donner un peu de répit.

Enfin, n'hésitez pas à parler à votre médecin ou à un autre professionnel de la santé si vous avez des préoccupations spécifiques. Ils peuvent vous fournir des conseils et des ressources adaptés à vos besoins individuels.

L'allaitement

L'allaitement est une partie importante du soin d'un nouveau-né pour de nombreuses mères. Il a de nombreux avantages pour la santé, à la fois pour la mère et pour le bébé. Voici quelques points importants à connaître sur l'allaitement :

Avantages pour le bébé :

- L'allaitement fournit une nutrition optimale pour les bébés. Le lait maternel contient tous les nutriments dont un bébé a besoin pour les six premiers mois de vie, y compris les vitamines, les protéines et les graisses.
- Le lait maternel contient des anticorps qui aident le bébé à combattre les virus et les bactéries.
- Les bébés allaités ont un risque moindre de développer des allergies, de l'asthme, de l'obésité et du syndrome de mort subite du nourrisson (SMSN).

Avantages pour la mère :

- L'allaitement peut aider la mère à perdre du poids après l'accouchement.
- Il peut également aider l'utérus à se contracter et à retourner à sa taille pré-grossesse plus rapidement.
- L'allaitement peut réduire le risque de cancer du sein et des ovaires chez la mère.

Cela dit, l'allaitement peut aussi présenter des défis. Certaines mères peuvent avoir du mal à allaiter en raison de problèmes tels que des douleurs aux mamelons, des engorgements (lorsque les seins sont trop pleins de lait), des canaux lactifères bouchés, des infections du sein (mastite), ou un bébé qui a du mal à téter.

Il est important de se rappeler que chaque mère et chaque bébé sont uniques, et l'allaitement ne fonctionne pas toujours pour tout le monde. Certaines mères peuvent choisir de nourrir leur bébé avec du lait maternisé pour diverses raisons, et c'est tout à fait correct. L'important est que le bébé soit nourri et en bonne santé.

Si vous choisissez d'allaiter et que vous rencontrez des problèmes, il existe des ressources et des professionnels de la santé qui peuvent vous aider. Les consultantes en lactation, par exemple, sont des professionnels de la santé spécialisés dans l'aide aux mères qui allaitent. Il est toujours préférable de demander de l'aide si vous en avez besoin.

Pourquoi le lait maternel est-il meilleur?

Le lait maternel est souvent considéré comme le meilleur choix d'alimentation pour les nouveau-nés et les nourrissons pour plusieurs raisons :

1. Nutrition optimale : Le lait maternel contient tous les nutriments dont un bébé a besoin pour les six premiers mois de vie. Il contient la bonne

quantité de graisses, de sucre, d'eau et de protéines nécessaires à la croissance et au développement du bébé. De plus, la composition du lait maternel change au fil du temps pour répondre aux besoins changeants du bébé à mesure qu'il grandit.

2. Protection contre les maladies : Le lait maternel est riche en anticorps et autres facteurs immunitaires qui aident à protéger le bébé contre les infections et les maladies. Les bébés nourris au sein ont tendance à avoir moins d'infections de l'oreille, de diarrhée, de pneumonie, de méningite et d'autres maladies.

3. Facilité de digestion : Le lait maternel est plus facile à digérer que le lait maternisé. Cela est particulièrement bénéfique pour les bébés prématurés dont le système digestif est encore en développement.

4. Avantages à long terme : Les recherches suggèrent que l'allaitement peut avoir des effets bénéfiques à long terme pour le bébé, y compris un risque réduit de surpoids ou d'obésité à l'âge adulte, de diabète de type 2, et de certaines formes de leucémie.

5. Avantages pour la mère : Pour la mère, l'allaitement peut aider à perdre du poids après l'accouchement, réduire le risque de cancer du

sein et des ovaires, et favoriser un meilleur lien mère-enfant grâce à la proximité physique et au contact peau à peau.

Il est important de noter que bien que le lait maternel ait de nombreux avantages, l'alimentation au lait maternisé est une alternative sûre et saine pour les mères qui ne peuvent pas allaiter ou qui choisissent de ne pas le faire. Le choix d'allaiter est une décision très personnelle qui dépend de nombreux facteurs, y compris la santé de la mère et du bébé, le confort de la mère, le mode de vie, et le soutien disponible.

Le sevrage après quatre moi

Le sevrage est le processus par lequel un bébé passe d'une alimentation exclusivement basée sur le lait maternel ou le lait maternisé à une alimentation qui comprend également d'autres aliments. L'Organisation mondiale de la Santé recommande une alimentation exclusive au sein pendant les six premiers mois de la vie du bébé, suivie d'une introduction progressive d'aliments complémentaires tout en continuant à allaiter jusqu'à l'âge de deux ans ou plus. Cependant, chaque famille est différente et le moment du sevrage peut varier en fonction de nombreux facteurs, y compris la santé et le développement du bébé, ainsi que les préférences et les besoins de la mère.

Si vous envisagez de commencer le sevrage à quatre mois, voici quelques points à considérer :

1. Parlez-en à votre médecin : Avant de commencer le sevrage, il est important de discuter avec votre médecin ou un autre professionnel de la santé pour s'assurer que c'est le bon moment pour votre bébé.

2. Commencez lentement : Lorsque vous commencez le sevrage, introduisez de nouveaux aliments lentement et un à la fois. Cela permet de voir comment votre bébé réagit à chaque nouvel aliment et de détecter d'éventuelles allergies.

3. Introduisez des aliments complémentaires : À partir de six mois, le lait seul ne suffit plus à satisfaire les besoins nutritionnels du bébé. Il est donc important d'introduire des aliments complémentaires pour assurer une alimentation équilibrée. Cela peut comprendre des purées de fruits et de légumes, des céréales pour bébés, et plus tard, des protéines comme la viande et les légumineuses.

4. Continuez à allaiter ou à donner du lait maternisé : Même si vous commencez à introduire d'autres aliments, continuez à allaiter ou à donner du lait maternisé à votre bébé. Le lait maternel ou le lait maternisé devrait encore

constituer la principale source de nutrition de votre bébé jusqu'à l'âge d'un an.

5.Soyez patient et flexible : Le sevrage est un processus et chaque bébé est différent. Certains bébés peuvent s'adapter facilement aux nouveaux aliments, tandis que d'autres peuvent être plus réticents. Il est important d'être patient et flexible tout au long du processus de sevrage.

N'oubliez pas que le sevrage est une étape majeure pour votre bébé et qu'il est important de le faire progressivement et avec soin. Si vous avez des questions ou des préoccupations, n'hésitez pas à parler à un professionnel de la santé.

LA PRESENCE DU NOUVEAU NÉ

L'arrivée d'un nouveau-né dans la famille est un événement majeur qui peut être à la fois excitant et écrasant. C'est une période de grands changements, tant pour les parents que pour le bébé. Voici quelques points à prendre en compte concernant la présence d'un nouveau-né :

1. Nouvelle routine : L'arrivée d'un nouveau-né signifie généralement l'adoption d'une nouvelle routine. Les nouveau-nés ont besoin de manger toutes les 2 à 3 heures, ce qui signifie que vous devez vous adapter à leur horaire. Vous pouvez également vous attendre à changer beaucoup de couches - généralement 8 à 10 par jour.

2. Sommeil : Les nouveau-nés dorment beaucoup, généralement 16 à 17 heures par jour. Cependant, ils ne dorment généralement que quelques heures à la fois, ce qui signifie que vous pouvez vous attendre à être réveillé plusieurs fois par nuit pour nourrir, changer et réconforter votre bébé.

3. Soins aux nouveau-nés : Les nouveau-nés ont besoin de soins particuliers. Cela comprend le bain, le changement de couche, le nourrissage et le bercement pour le sommeil. Il est également important de surveiller leur santé, y compris de vérifier la couleur de leur peau et de leurs yeux, de surveiller leur poids et de surveiller les signes de maladie.

4. Liens affectifs : Les premières semaines et les premiers mois sont une période clé pour établir un lien affectif avec votre bébé. C'est une

période pour le tenir, le caresser, le nourrir et le réconforter. Les bébés qui reçoivent beaucoup d'amour et d'attention ont tendance à développer un lien plus fort avec leurs parents.

5. Soutien : Avoir un nouveau-né peut être épuisant, et il est important de demander de l'aide si vous en avez besoin. Que ce soit un partenaire, un membre de la famille, un ami ou un professionnel de la santé, n'hésitez pas à demander de l'aide pour prendre soin de votre bébé ou pour vous occuper des tâches ménagères.

Rappelez-vous, chaque bébé est unique et il peut falloir un certain temps pour apprendre à connaître votre nouveau-né et comprendre ses besoins. Il est normal de se sentir dépassé par moments, mais avec du temps, du soutien et de la patience, vous vous adapterez à votre nouvelle vie avec votre bébé.

Son poids et sa taille

Le poids et la taille d'un nouveau-né varient généralement en fonction de nombreux facteurs, dont la santé de la mère pendant la grossesse, l'âge gestationnel du bébé (le nombre de semaines pendant lesquelles le bébé s'est développé dans l'Utérus) et la génétique. Voici quelques moyennes générales, mais il est important de noter que chaque bébé est unique et que ces chiffres peuvent varier.

Poids : La plupart des nouveaux-nés pèsent entre 2,5 et 4,5 kg à la naissance, avec une moyenne d'environ 3,5 kg.

Taille : La longueur moyenne à la naissance est d'environ 50 cm, bien que cela puisse varier entre environ 45 cm et 55 cm.

Après la naissance, votre pédiatre suivra le poids et la taille de votre bébé pour s'assurer qu'il grandit et se développe correctement. Cela se fait généralement lors de visites régulières de bien-être.

Il est normal que les bébés perdent un peu de poids dans les premiers jours après la naissance. C'est généralement environ 5 à 10% de leur poids de naissance. Ils devaient penser à reprendre du poids après quelques jours et devaient retrouver leur poids de naissance dans environ deux semaines.

Il est toujours important de discuter de toute préoccupation concernant le poids ou la taille de votre bébé avec votre pédiatre ou professionnel de la santé.

Position foetale

Ce qui frappe le plus, parmi les caractéristiques du nouveau-né, c'est son attitude rocroquevillée.

La position fœtale, aussi appelée attitude recroquevillée, est typique chez les nouveaux-nés. Elle est caractérisée par des soutiens-gorge et des jambes pliés et rapprochés du corps, une position qu'ils ont souvent maintenue dans l'utérus pendant les dernières semaines de la grossesse. Voici quelques raisons pour lesquelles les nouveaux-nés adoptent cette position :

1. Confort : Pour le bébé, cette position est familière et confortable. Dans l'utérus, l'espace est limité, surtout pendant les derniers mois de la grossesse. Les bébés se recroquevillent naturellement pour s'adapter à cet espace restreint.

2. Réflexe de Moro (ou réflexe de l'embrassement) : C'est un réflexe normal que tous les nouveaux-nés ont à la naissance. Si le bébé est surpris par un bruit fort, un mouvement rapide ou une chute soudaine, il peut étendre ses bras et ses

jambes, puis les ramener rapidement vers son corps.

3. Régulation de la température : Se recroqueviller aide également le bébé à maintenir sa température corporelle. En gardant ses bras et ses jambes près de son corps, il perd moins de chaleur.

4. Sécurite: La position fœtale peut également aider le bébé à se sentir en sécurité et protégé, simulant les sensations qu'il avait dans l'utérus.

Au fur et à mesure que le nouveau-né grandit et que ses muscles se développent, il commencera à étirer et à bouger progressivement ses bras et ses jambes, et passera moins de temps dans la position fœtale. Cependant, même les adultes adoptent souvent cette position lorsqu'ils dorment, car elle peut être réconfortante et aider à la relaxation.

Proportions somatiques

Certaines proportions somatiques les plus couramment observées et étudiées comprennent :

1. Rapport taille-hanches : Il s'agit de la mesure de la circonférence de la taille par rapport à la circonférence des hanches. Un rapport taille-

hanches élevé est souvent associé à une accumulation de graisse autour de la taille et peut être un indicateur de risque accumulé de problèmes de santé tels que les maladies cardiaques.

2. Rapport épaules-hanches : Il s'agit de la mesure de la largeur des épaules par rapport à la largeur des hanches. Les hommes ont généralement un rapport épaules-hanches plus élevé que les femmes en raison des différences hormonales et de la structure osseuse.

3. Rapport taille-jambes : Il s'agit de la mesure de la longueur des jambes par rapport à la hauteur totale du corps. Certaines études ont proposé que les individus ayant un rapport taille-jambes plus élevé ont un risque réduit de maladies cardiovasculaires.

4. Longueur des membres : La longueur des bras et des jambes par rapport à la taille totale du corps peut varier d'une personne à l'autre. Les individus ayant des membres plus longs peuvent avoir une apparence élancée, tandis que ceux avec des membres plus courts peuvent sembler plus trapus.

Il convient de noter que ces proportions sont des caractéristiques générales et qu'il existe une grande variabilité individuelle. De plus, les normes de beauté et les préférences esthétiques varient selon les cultures et les époques, ce qui signifie que les proportions somatiques paraissent attrayantes peuvent différer d'une société à l'autre.

Fontanelles crâniennes

Les proportions somatiques, également connues sous le nom de proportions corporelles ou de proportions physiques, se réfèrent aux relations dimensionnelles entre différentes parties du corps humain. Ces proportions peuvent varier d'une personne à l'autre en fonction de facteurs tels que le sexe, l'âge, l'origine ethnique et les prédispositions génétiques.

Certaines des proportions somatiques les plus couramment observées et étudiées comprennent :

1. Rapport taille-hanches : Il s'agit de la mesure de la circonférence de la taille par rapport à la circonférence des hanches. Un rapport taille-hanches élevé est souvent associé à une accumulation de graisse autour de la taille et peut être un indicateur de risque accru de

problèmes de santé tels que les maladies cardiaques.

2. Rapport épaules-hanches : Il s'agit de la mesure de la largeur des épaules par rapport à la largeur des hanches. Les hommes ont généralement un rapport épaules-hanches plus élevé que les femmes en raison de différences hormonales et de la structure osseuse.

3. Rapport taille-jambes : Il s'agit de la mesure de la longueur des jambes par rapport à la hauteur totale du corps. Certaines études ont suggéré que les individus ayant un rapport taille-jambes plus élevé ont un risque réduit de maladies cardiovasculaires.

4. Longueur des membres : La longueur des bras et des jambes par rapport à la taille totale du corps peut varier considérablement d'une personne à l'autre. Les individus ayant des membres plus longs peuvent avoir une apparence élancée, tandis que ceux avec des membres plus courts peuvent sembler plus trapus.

Il convient de noter que ces proportions sont des caractéristiques générales et qu'il existe une grande variabilité individuelle. De plus, les normes de beauté et les préférences esthétiques varient selon les cultures et les époques, ce qui signifie que les proportions somatiques considérées comme attrayantes peuvent différer d'une société à l'autre.

Fontanelles crâniennes

Les fontanelles crâniennes sont des zones de tissu conjonctif membraneux situées entre les os du crâne d'un nouveau-né ou d'un nourrisson. Elles se forment à la jonction des sutures crâniennes, qui sont les zones où les os du crâne se rencontrent.

Il existe plusieurs fontanelles crâniennes, les plus importantes étant la fontanelle antérieure (ou grande fontanelle) et la fontanelle postérieure (ou petite fontanelle) :

1. Fontanelle antérieure : Située sur le dessus de la tête, entre les os frontaux et pariétaux. Elle est généralement plus grande et plus visible que les autres fontanelles. Elle mesure environ 2 à 4 cm de diamètre à la naissance et se ferme progressivement au cours des 12 à 18 premiers mois de vie.

2.Fontanelle postérieure : Située à l'arrière de la tête, entre les os pariétaux et occipitaux. Elle est plus petite que la fontanelle antérieure et mesure environ 0,5 à 1 cm de diamètre à la naissance. Elle se ferme généralement dans les 2 à 3 premiers mois de vie.

Les fontanelles jouent un rôle important pendant la croissance et le développement du crâne. Elles permettent une certaine flexibilité et une capacité d'adaptation du crâne pendant l'accouchement et la croissance cérébrale rapide du nourrisson. Elles facilitent également l'examen du cerveau et du système nerveux chez les nourrissons, car elles permettent aux médecins de palper les pulsations et de détecter d'éventuels problèmes de pression intracrânienne.

Il est important de noter que les fontanelles doivent être surveillées attentivement. Une fontanelle déprimée ou enfoncée peut être un signe de déshydratation, tandis qu'une fontanelle bombée peut être un signe d'une augmentation de la pression intracrânienne. Dans ces cas, il est essentiel de consulter un professionnel de la santé pour une évaluation et un traitement appropriés.

Outre la fontanelle antérieure et la fontanelle postérieure, il existe d'autres fontanelles moins connues :

3. Fontanelle mastoïdienne : Située sur le côté de la tête, entre l'os temporal et l'os occipital. Elle est plus petite que les fontanelles antérieure et postérieure et se ferme généralement au cours des 6 à 18 premiers mois de vie.

4. Fontanelle sphénoïdale : Située près du temple, entre l'os sphénoïde et l'os temporal. C'est la plus petite des fontanelles et elle se ferme généralement dans les 3 à 6 premiers mois de vie.

Les fontanelles fournissent une certaine souplesse et une flexibilité au crâne en pleine croissance, permettant au cerveau de se développer normalement. Elles permettent également une expansion du crâne pour accommoder la croissance du cerveau pendant la petite enfance.

La palpation des fontanelles peut être utilisée par les professionnels de la santé pour évaluer la santé générale d'un nourrisson. Une fontanelle normale doit être souple au toucher, légèrement enfoncée ou plate, et elle ne doit pas être tendue ou bombée. Si une fontanelle semble anormale, telle qu'une fontanelle enfoncée persistante, une fontanelle anormalement grande ou une fontanelle qui reste bombée, cela peut nécessiter une évaluation médicale pour déterminer la cause sous-jacente.

Il convient de noter que la fermeture des fontanelles peut varier d'un enfant à l'autre. Certaines se ferment plus rapidement, tandis que d'autres peuvent prendre plus de temps. Cependant, si vous avez des préoccupations concernant les fontanelles de votre enfant, il est toujours recommandé de consulter un professionnel de la santé pour obtenir une évaluation et des conseils appropriés.

Le visage

Le visage est la partie avant de la tête humaine qui abrite plusieurs structures anatomiques essentielles. Il est composé de diverses régions, chacune ayant ses caractéristiques distinctes :

1. Front : La partie supérieure du visage située au-dessus des sourcils et entre les tempes.

2. Yeux : Les organes de la vision, situés de chaque côté du nez. Ils sont entourés par les paupières supérieure et inférieure et sont responsables de la perception visuelle.

3. Nez : La structure située au milieu du visage, entre les yeux. Il est composé de cartilage et d'os et permet la respiration et l'odorat.

4. Joues : Les parties latérales du visage situées sous les yeux. Elles sont généralement charnues et peuvent donner une apparence arrondie au visage.

5. Bouche : L'ouverture située sous le nez, utilisée pour la parole, la mastication et l'expression faciale. La bouche est également entourée des lèvres supérieure et inférieure.

6. Menton : La partie inférieure du visage située sous la bouche. Le menton donne la forme et la projection à la mâchoire inférieure.

7. Oreilles : Les organes de l'ouïe situés de chaque côté de la tête, près du visage. Les oreilles peuvent être divisées en trois parties : l'oreille externe, l'oreille moyenne et l'oreille interne.

Le visage est également caractérisé par d'autres éléments tels que les sourcils, les cils, les tempes, les pommettes et le menton. Ces caractéristiques varient d'une personne à l'autre en termes de forme, de taille et d'expression faciale.

Le visage joue un rôle crucial dans la communication humaine, car il permet l'expression des émotions et des sentiments à travers les expressions faciales. Les muscles du visage permettent une large gamme de mouvements qui contribuent à la communication non verbale.

Il convient de noter que la perception de la beauté et de l'attraction du visage varie d'une culture à l'autre, et les normes esthétiques peuvent différer. La diversité des traits faciaux est une caractéristique unique de l'identité individuelle et culturelle de chaque personne

Taches cutanées

Les taches cutanées font référence à des zones de pigmentation anormale ou de coloration différente sur la peau. Elles peuvent être de différentes formes, tailles et couleurs, et peuvent être présentes dès la naissance (taches congénitales) ou se développer au cours de la vie (taches acquises).

Voici quelques types courants de taches cutanées :

1. Taches de naissance : Elles sont présentes dès la naissance et peuvent être de différentes natures. Les angiomes plans sont des taches rouges ou roses causées par une dilatation des

vaisseaux sanguins. Les taches café-au-lait sont des taches brunes plates. Les nævus congénitaux sont des taches plus foncées qui peuvent être présentes à la naissance.

2. Lentigos solaires : Également connus sous le nom de taches de vieillesse, ce sont des taches planes brunes ou noires qui se développent avec l'exposition au soleil, en particulier sur les zones exposées telles que le visage, les mains et les épaules.

3. Mélasma : Il s'agit de taches brunes irrégulières qui se développent généralement sur le visage pendant la grossesse (masque de grossesse) ou en raison de fluctuations hormonales. Elles peuvent également être causées par l'exposition au soleil.

4. Lentigo simplex : Ce sont des taches brunes plates qui peuvent apparaître sur la peau, en particulier chez les enfants. Elles ne sont généralement pas liées à une exposition au soleil ou à des problèmes de santé sous-jacents.

5. Taches de rousseur : Ce sont de petites taches plates brunes ou légèrement rouges qui sont souvent héréditaires et apparaissent principalement sur les zones exposées au soleil.

6. Vitiligo : Il s'agit d'une affection cutanée dans laquelle la pigmentation de la peau est perdue,

entraînant l'apparition de taches blanches ou dépigmentées sur différentes parties du corps.

Il est important de noter que certaines taches cutanées peuvent être bénignes et simplement esthétiques, tandis que d'autres peuvent nécessiter une évaluation médicale. Si vous remarquez l'apparition de nouvelles taches cutanées, si elles changent de taille, de forme ou de couleur, ou si elles sont associées à d'autres symptômes tels que des démangeaisons, un saignement ou une croissance anormale, il est recommandé de consulter un dermatologue pour un diagnostic et des conseils appropriés.

La gravité des taches cutanées dépend de leur type spécifique, de leur apparence et de leurs caractéristiques individuelles. Dans de nombreux cas, les taches cutanées sont bénignes et ne posent pas de problème de santé majeur. Elles peuvent être simplement des variations normales de la pigmentation de la peau ou des réactions à l'exposition au soleil, à des fluctuations hormonales ou à d'autres facteurs externes.

Cependant, certaines taches cutanées peuvent être associées à des problèmes de santé sous-jacents ou nécessiter une attention médicale. Par exemple, des changements soudains dans la taille, la forme, la couleur ou la texture d'une tache cutanée peuvent être préoccupants et nécessiter une évaluation médicale. Certaines taches cutanées peuvent également être des signes de troubles de la pigmentation, de conditions dermatologiques ou de maladies systémiques.

Il est essentiel de consulter un dermatologue ou un professionnel de la santé si vous avez des préoccupations concernant des taches cutanées. Ils pourront évaluer la situation, poser un diagnostic précis et recommander un traitement ou des mesures de suivi si nécessaire. Un examen médical approfondi, combiné à une évaluation de vos antécédents médicaux et à d'autres informations pertinentes, permettra de déterminer la gravité et la meilleure approche pour traiter les taches cutanées spécifiques que vous avez.

Il est important de se rappeler que les informations fournies ici sont générales et ne remplacent pas les conseils médicaux professionnels. Si vous avez des préoccupations spécifiques concernant vos taches cutanées, il est recommandé de consulter un professionnel de la santé qualifié pour une évaluation appropriée.

Le cœur et les poumons

Le cœur et les poumons sont deux organes vitaux du système cardiorespiratoire qui jouent un rôle essentiel dans le fonctionnement du corps humain.

Le cœur : Le cœur est un muscle creux de la taille d'un poing situé dans la poitrine, légèrement incliné vers la gauche. Il est responsable de la circulation du sang dans tout le corps. Les principales fonctions du cœur comprennent :

1. La contraction systolique : Le cœur se contracte pour pomper le sang riche en oxygène vers les organes et les tissus du corps.

2. La relaxation diastolique : Le cœur se détend pour se remplir de sang désoxygéné provenant des veines.

Le cœur est composé de quatre cavités : les oreillettes (atriums) supérieures et les ventricules inférieurs. Les valves cardiaques contrôlent le flux sanguin entre ces cavités et maintiennent la circulation dans une direction spécifique.

Les poumons : Les poumons sont deux organes en forme de cône situés dans la cage thoracique, de part et d'autre du cœur. Ils sont responsables de la respiration, c'est-à-dire de l'échange d'oxygène et de dioxyde de carbone entre l'air inspiré et le sang. Les principales fonctions des poumons comprennent :

1. L'inspiration : L'air riche en oxygène est inhalé à travers le nez ou la bouche, puis il passe par la trachée et atteint les poumons par les bronches.

2. Les échanges gazeux : Dans les poumons, l'oxygène est transféré des alvéoles pulmonaires dans les capillaires sanguins, tandis que le dioxyde de carbone est transféré des capillaires vers les alvéoles pour être expiré.

3. L'expiration : L'air appauvri en oxygène et riche en dioxyde de carbone est expiré hors des poumons et du corps.

Les poumons sont composés de lobes, avec trois lobes dans le poumon droit et deux lobes dans le poumon gauche. Ils sont entourés par la plèvre, une membrane qui facilite les mouvements respiratoires en permettant la glisse entre les poumons et la paroi thoracique.

Le cœur et les poumons travaillent en étroite collaboration pour assurer l'oxygénation du sang et le transport de nutriments dans tout le corps. Ils sont indispensables au maintien de la vie et à la fonctionnalité du système circulatoire et respiratoire. Des problèmes ou des maladies affectant le cœur ou les poumons peuvent entraîner des complications sérieuses et nécessitent une attention médicale appropriée.

Le système cardiorespiratoire, composé du cœur et des poumons, est responsable de la circulation sanguine et de la respiration, qui sont essentielles pour l'apport d'oxygène et l'élimination du dioxyde de carbone dans le corps.

1. Circulation sanguine : Le cœur pompe le sang à travers les vaisseaux sanguins du corps, assurant ainsi l'apport d'oxygène, de nutriments et d'autres substances nécessaires à tous les tissus et organes. Le sang oxygéné est pompé par le ventricule gauche vers les artères, qui se ramifient ensuite en de plus petits vaisseaux appelés artérioles. Les artérioles se transforment ensuite en capillaires, où les échanges d'oxygène, de nutriments et de déchets se produisent avec les cellules environnantes. Le sang désoxygéné est ensuite collecté par les veines, ramené au cœur et pompé vers les poumons pour être réoxygéné.

2. Respiration : Les poumons sont responsables de la respiration, qui est le processus par lequel l'oxygène est apporté aux poumons et le dioxyde de carbone est éliminé. Lors de l'inspiration, les muscles respiratoires se contractent, ce qui fait descendre le diaphragme et agrandit la cavité

thoracique. Cela crée une pression négative, qui attire l'air dans les poumons. L'oxygène est ensuite diffusé à travers les parois des alvéoles pulmonaires, minuscules sacs d'air dans les poumons, dans les capillaires sanguins adjacents, où il se lie à l'hémoglobine pour être transporté dans tout le corps. En même temps, le dioxyde de carbone, qui est un produit de déchets du métabolisme cellulaire, est éliminé du sang par diffusion inverse dans les alvéoles pulmonaires et est expiré lors de l'expiration.

Le bon fonctionnement du cœur et des poumons est crucial pour maintenir la santé globale du corps. Des problèmes cardiaques ou pulmonaires, tels que les maladies cardiovasculaires, les maladies pulmonaires obstructives chroniques (MPOC), l'insuffisance cardiaque, la pneumonie, l'asthme, entre autres, peuvent entraîner des symptômes tels que l'essoufflement, la fatigue, la douleur thoracique et des complications potentiellement graves.

La prévention et la gestion des maladies cardiorespiratoires impliquent généralement des changements de mode de vie sains, tels que l'adoption d'une alimentation équilibrée, l'exercice régulier, l'arrêt du tabac et la gestion du stress. En cas de symptômes ou de problèmes de santé liés au cœur ou aux poumons, il est important de consulter un professionnel de la santé pour un diagnostic précis et un traitement approprié.

Le système sensoriel :

Le nouveau-né possède un appareil sensoriel à peu près complet mais encore endormi.

Effectivement, dès la naissance, un nouveau-né possède un système sensoriel complet, mais certains aspects de celui-ci peuvent encore être en développement. Voici un aperçu des différents systèmes sensoriels chez les nouveau-nés :

1. Vision : Les nouveau-nés ont une vision floue et immature au moment de la naissance. Leur capacité à distinguer les couleurs est limitée, et ils préfèrent les motifs à contraste élevé, tels que les visages et les formes géométriques simples. Au cours des premiers mois de vie, leur acuité visuelle s'améliore progressivement.

2. Audition : Les nouveau-nés ont une bonne capacité auditive dès la naissance. Ils sont

sensibles aux sons, notamment aux voix humaines, aux bruits forts et à la musique. Ils peuvent également localiser la source des sons.

3. Toucher : Le sens du toucher est bien développé chez les nouveau-nés. Ils sont sensibles au contact physique et peuvent réagir à des stimuli tactiles tels que les caresses ou les chatouillements. Le toucher est un moyen important pour les nouveau-nés de se sentir en sécurité et de développer des liens avec leurs parents.

4. Goût : Les nouveau-nés ont des préférences gustatives innées, notamment pour les goûts sucrés. Ils peuvent également avoir des réactions de dégoût à certains goûts amers ou acides. Leur palais gustatif se développe au fil du temps, et ils commencent à explorer une plus grande variété d'aliments à mesure qu'ils grandissent.

5. Odorat : Le sens de l'odorat est également présent chez les nouveau-nés. Ils peuvent reconnaître l'odeur de leur mère et être attirés par certaines odeurs, telles que celle du lait maternel. Les odeurs jouent un rôle important dans l'établissement du lien entre le nourrisson et sa mère.

Il est important de noter que bien que les nouveau-nés possèdent ces capacités sensorielles dès la naissance, ils ont besoin de temps pour les développer et les affiner. Au cours des premiers mois de vie, les interactions avec leur environnement et les expériences sensorielles contribuent à stimuler et à renforcer leurs systèmes sensoriels.

Les parents et les soignants peuvent jouer un rôle essentiel en fournissant un environnement stimulant et en encourageant l'exploration sensorielle, ce qui favorise le développement sensoriel et cognitif du nouveau-né.

Le système nerveux

Le fonctionnement cérébral du nouveau-né se révèle très imparfait.

Le fonctionnement cérébral du nouveau-né est encore en développement et est considéré comme imparfait par rapport à celui d'un cerveau adulte. Voici quelques aspects du système nerveux chez les nouveau-nés :

1. Développement du cerveau : À la naissance, le cerveau du nouveau-né est déjà formé, mais de

nombreux processus de développement et de maturation doivent encore avoir lieu. Les connexions entre les neurones se renforcent progressivement grâce à des expériences sensorielles et à des interactions avec l'environnement. Les premières années de la vie sont critiques pour le développement du cerveau, et une stimulation adéquate est essentielle pour favoriser la croissance et la plasticité cérébrale.

2. Réflexes primitifs : Les nouveau-nés présentent une variété de réflexes primitifs, qui sont des mouvements automatiques et involontaires en réponse à des stimuli spécifiques. Ces réflexes sont généralement préprogrammés et disparaissent progressivement au cours des premiers mois de vie à mesure que d'autres compétences motrices se développent.

3. Sensibilité à la douleur : Les nouveau-nés sont capables de ressentir la douleur, bien que leur seuil de tolérance puisse différer de celui des adultes. Des mesures sont prises pour minimiser la douleur lors de procédures médicales chez les nouveau-nés, car leur système nerveux peut être plus sensible aux stimuli douloureux.

4. Sommeil et éveil : Les nouveau-nés passent une grande partie de leur temps à dormir. Leurs cycles de sommeil sont souvent plus courts que

ceux des adultes et sont caractérisés par une alternance entre le sommeil paradoxal (REM) et le sommeil non paradoxal (NREM). Leur sommeil est également moins régulé et plus fragmenté.

5. Capacités cognitives : Les capacités cognitives, telles que l'attention, la mémoire et le traitement de l'information, sont encore en développement chez les nouveau-nés. Leur capacité à interagir avec leur environnement et à traiter l'information s'améliore progressivement au fur et à mesure qu'ils grandissent et que leur système nerveux se développe.

Il est important de comprendre que le développement du système nerveux se poursuit tout au long de l'enfance et de l'adolescence, et même au-delà. Les expériences et les interactions avec l'environnement jouent un rôle crucial dans la formation des connexions neuronales et l'établissement de fonctions cérébrales complexes.

En tant que parents et soignants, il est essentiel de fournir un environnement stimulant, sécurisant et attentionné pour soutenir le développement du système nerveux du nouveau-né. Les interactions positives, les soins affectueux et les stimulations sensorielles appropriées favorisent un développement sain et optimal du cerveau.

Les stimulations sensorielles appropriées jouent un rôle essentiel dans le développement du cerveau du nouveau-né. Voici quelques exemples de stimulations sensorielles bénéfiques pour favoriser un développement sain :

1. Contact physique : Le toucher et les contacts physiques doux, tels que les câlins, les caresses et le peau-à-peau, sont extrêmement importants pour le développement émotionnel et physique du nourrisson. Ils favorisent la libération d'ocytocine, une hormone qui renforce le lien parent-enfant et apporte une sensation de sécurité.

2. Voix et langage : Parler régulièrement à votre nourrisson et lui répondre avec des voix douces et apaisantes stimule son développement linguistique et son traitement auditif. Les bébés sont sensibles aux voix humaines et peuvent reconnaître la voix de leurs parents dès les premiers jours de vie.

3. Visualisation : Exposer votre nourrisson à des motifs et à des contrastes visuels tels que des visages, des formes géométriques simples ou des images en noir et blanc peut stimuler le développement de sa vision. Vous pouvez utiliser des livres pour bébés avec des images

contrastées ou simplement interagir avec votre nourrisson en lui montrant des objets colorés et en lui faisant des expressions faciales.

4. Jeu et exploration : À mesure que votre nourrisson grandit, offrez-lui un environnement sûr et stimulant pour l'exploration. Des jouets sensoriels adaptés à son âge, tels que des hochets, des peluches texturées ou des jouets interactifs, peuvent encourager la manipulation, la coordination œil-main et le développement moteur.

5. Activités tactiles : Permettez à votre nourrisson de découvrir différentes textures à travers des jeux sensoriels, tels que des tapis d'éveil avec différentes textures, des tissus doux ou des jouets à toucher varié. Cela stimulera le sens du toucher et le développement de la motricité fine.

6. Activités en plein air : Fournir à votre nourrisson des expériences sensorielles en plein air, telles que des promenades dans la nature, le toucher de l'herbe ou des feuilles, et l'écoute des sons de la nature, peut être enrichissant pour son développement sensoriel.

Il est important de noter que chaque nourrisson est unique et peut préférer certaines stimulations sensorielles à d'autres. Il est essentiel d'observer les réactions de votre nourrisson et de répondre à ses besoins individuels. L'établissement d'un lien d'attachement sécurisant avec votre nourrisson et la création d'un environnement chaleureux, aimant et stimulant sont des facteurs clés pour soutenir un développement sain du cerveau.

Perception du monde extérieur

La perception du monde extérieur chez les nourrissons se développe progressivement au fur et à mesure de leur croissance et de leur interaction avec leur environnement. Voici quelques aspects clés de la perception du monde extérieur chez les nourrissons :

1. Vision : À la naissance, la vision des nourrissons est floue et limitée en termes de netteté et de capacité à distinguer les détails fins. Ils sont toutefois sensibles aux contrastes élevés et aux mouvements. Au cours des premiers mois de vie, leur acuité visuelle s'améliore et ils commencent à suivre des objets en mouvement avec leurs yeux.

2. Audition : Les nourrissons sont sensibles aux sons dès la naissance. Ils peuvent reconnaître la voix de leur mère et d'autres voix familières. Ils peuvent également être attentifs aux bruits forts et aux changements de sons dans leur environnement. Au fil du temps, ils commencent à discriminer les différentes tonalités et fréquences sonores.

3. Tactile : Le sens du toucher est très développé chez les nourrissons. Ils sont sensibles au contact physique, aux caresses et aux textures différentes. Le toucher est une source importante de réconfort et de communication pour les nourrissons.

4. Goût : Les nourrissons ont des préférences gustatives innées. Ils sont souvent attirés par les goûts sucrés et peuvent avoir des réactions de dégoût à certains goûts amers. Leur palais gustatif se développe progressivement à mesure qu'ils sont exposés à une plus grande variété d'aliments.

5. Odorat : Les nourrissons sont sensibles aux odeurs dès la naissance. Ils peuvent reconnaître l'odeur de leur mère et être attirés par certaines odeurs familières. Les odeurs peuvent susciter des réponses émotionnelles chez les nourrissons.

6. Sensations corporelles : Les nourrissons sont conscients de leur propre corps et de leurs sensations corporelles. Ils peuvent ressentir la faim, la satiété, l'inconfort ou le confort, et réagir en conséquence.

Au fur et à mesure que les nourrissons grandissent et se développent, leur perception du monde extérieur s'affine et devient plus précise. Les interactions avec l'environnement et les expériences sensorielles jouent un rôle crucial dans le développement de leur perception. Les parents et les soignants peuvent contribuer à cette perception en fournissant un environnement stimulant et en interagissant activement avec les nourrissons à travers des jeux, des interactions verbales et des expériences sensorielles appropriées.

Stimulations a travers jeux etc...

Les jeux et les activités ludiques sont une excellente façon de stimuler les sens et de favoriser le développement global des nourrissons. Voici quelques idées de stimulations sensorielles à travers des jeux et des activités adaptées aux nourrissons :

1. Jeux tactiles : Proposez à votre nourrisson des jouets aux textures variées, tels que des hochets en plastique, des peluches douces, des balles en tissu ou des jouets texturés. Encouragez-le à explorer ces objets avec ses mains, en le guidant doucement.

2. Jeux visuels : Utilisez des jouets ou des livres pour bébés avec des images contrastées et colorées. Les motifs en noir et blanc ou en contraste élevé sont particulièrement stimulants pour la vision des nourrissons. Déplacez lentement ces objets devant eux pour attirer leur attention et susciter leur curiosité.

3. Jeux d'éveil musical : Utilisez des jouets musicaux adaptés aux nourrissons, comme des maracas ou des petits instruments de musique. Jouez des chansons ou des berceuses douces pour votre nourrisson et encouragez-le à écouter et à explorer les sons en secouant ou en tapant les jouets.

4. Jeux de cache-cache : Jouez à se cacher le visage derrière un tissu ou un jouet doux, puis réapparaissez en faisant une expression ou un son amusant. Cela peut aider à stimuler l'attention visuelle et à développer la notion d'objet permanent chez le nourrisson.

5. Jeux d'imitation : Imiter les expressions faciales et les sons du nourrisson peut être une source d'amusement et de stimulation. Faites des grimaces, des bisous ou des bruits amusants pour engager votre nourrisson dans des interactions ludiques.

6. Jeux de motricité : Encouragez votre nourrisson à explorer son environnement en lui fournissant un espace sûr pour ramper, rouler ou se déplacer. Placez des jouets intéressants à une courte distance pour l'encourager à se déplacer et à développer sa motricité.

7. Jeux en plein air : Si les conditions le permettent, passez du temps à l'extérieur avec votre nourrisson. Les sensations du vent, du soleil, de l'herbe ou du sable peuvent être stimulantes pour les sens. Assurez-vous de maintenir une surveillance étroite pendant les activités extérieures.

Il est important de suivre les intérêts et le rythme de votre nourrisson lors des jeux et des activités. Soyez sensible à ses signaux et à ses réactions, et adaptez les stimulations en fonction de ses besoins individuels. Les interactions positives et ludiques avec les parents et les soignants jouent un rôle crucial dans le développement sensoriel et social des nourrissons.

Le rapport symbiotique mère-enfant

Le rapport symbiotique entre une mère et son enfant est une relation étroite et essentielle qui se développe dès la naissance et au cours des premières années de vie. Ce lien est souvent décrit comme une relation d'attachement sécurisant et intime, qui offre un sentiment de sécurité, de confort et de soutien émotionnel à l'enfant. Voici quelques points importants concernant le rapport symbiotique mère-enfant :

1. Attachement : Le rapport symbiotique est caractérisé par un attachement fort et mutuel entre la mère et l'enfant. Il se construit grâce à des interactions positives, des soins attentifs et des réponses sensibles aux besoins de l'enfant. L'attachement sécurisant favorise le développement émotionnel et social de l'enfant, ainsi que sa confiance envers les autres et sa capacité à explorer le monde.

2. Communication non verbale : Dans le rapport symbiotique, la communication entre la mère et l'enfant va au-delà des mots. Les nourrissons et les jeunes enfants communiquent principalement

par le langage corporel, les expressions faciales, les vocalisations et les contacts physiques. La mère apprend à comprendre les signaux de son enfant et y répond de manière appropriée, créant ainsi un sentiment de compréhension mutuelle.

3. Régulation émotionnelle : La mère joue un rôle essentiel dans la régulation émotionnelle de l'enfant. Par sa présence réconfortante, son contact physique, sa voix apaisante et sa capacité à répondre aux besoins émotionnels de l'enfant, elle aide l'enfant à se sentir en sécurité et à développer des compétences d'adaptation émotionnelle.

4. Co-régulation : Le rapport symbiotique implique une co-régulation émotionnelle entre la mère et l'enfant. Lorsque l'enfant est en détresse ou confronté à des émotions intenses, la mère l'aide à se calmer et à se sentir en sécurité. Cette co-régulation favorise le développement de l'autorégulation émotionnelle chez l'enfant au fil du temps.

5. Exploration et autonomie : Un rapport symbiotique sain encourage l'enfant à explorer le monde et à développer son autonomie tout en sachant qu'il peut revenir vers sa mère pour un soutien et une sécurité émotionnelle. Cette confiance permet à l'enfant de prendre des

risques, d'apprendre de nouvelles compétences et de développer sa propre identité.

Il est important de noter que le rapport symbiotique peut également être établi avec d'autres figures d'attachement significatives, telles que le père, les grands-parents ou les autres soignants. Cependant, le lien avec la mère est souvent privilégié en raison de la proximité physique et de la relation intime établie pendant la période de gestation.

Le rapport symbiotique mère-enfant joue un rôle crucial dans le développement sain de l'enfant sur les plans émotionnel, social et cognitif. Il crée une base solide pour les relations futures de l'enfant et sa capacité à se connecter avec les autres. Les interactions aimantes, attentionnées et respectueuses entre la mère et l'enfant sont fondamentales pour cultiver un rapport symbiotique positif.

Rapport père-enfant

Le rapport père-enfant est une relation unique et importante qui contribue au développement global de l'enfant. Bien que la relation mère-enfant soit souvent plus étudiée, le rôle du père dans la vie de l'enfant est tout aussi essentiel. Voici quelques points clés concernant le rapport père-enfant :

1. Attachement : Les pères ont la capacité de développer un attachement profond et sécurisant avec leur enfant. L'attachement père-enfant repose sur des interactions positives, des soins attentionnés et une réponse sensible aux besoins de l'enfant. Il favorise le développement émotionnel, social et cognitif de l'enfant, tout comme l'attachement mère-enfant.

2. Modèle masculin : Le père joue un rôle de modèle masculin important pour l'enfant. Il aide à façonner l'identité de l'enfant en lui fournissant des exemples de comportements, de rôles sociaux et de valeurs masculines. L'interaction avec le père peut influencer le développement de la confiance en soi, de l'estime de soi et de la compréhension des relations interpersonnelles chez l'enfant.

3. Styles d'interaction : Les pères ont souvent un style d'interaction différent de celui des mères, ce qui offre une variété d'expériences et de perspectives à l'enfant. Les interactions avec le père peuvent être plus axées sur le jeu physique, l'exploration de l'environnement et le développement de compétences motrices. Ces interactions stimulantes aident à renforcer la

motricité, la coordination et la confiance de l'enfant.

4. Autorité et discipline : Le père joue un rôle dans l'établissement de limites, l'enseignement de la discipline et l'encadrement du comportement de l'enfant. Une discipline cohérente, ferme et bienveillante de la part du père contribue à l'apprentissage de l'enfant des normes sociales et à son développement moral.

5. Soutien émotionnel : Les pères sont une source de soutien émotionnel pour leurs enfants. Ils offrent une oreille attentive, des encouragements et des conseils, ce qui aide les enfants à développer des compétences en matière de résolution de problèmes, de gestion des émotions et de développement de l'estime de soi.

Il est important de souligner que le rapport père-enfant peut prendre différentes formes en fonction des cultures, des circonstances familiales et des rôles familiaux. Les pères peuvent être présents dans diverses configurations familiales, y compris les familles monoparentales, les familles recomposées ou les familles homoparentales. Ce qui importe le plus, c'est la qualité de l'interaction et de l'engagement du père envers son enfant, quel que soit le contexte.

Lorsque les pères s'investissent activement et affectueusement dans la vie de leur enfant, cela favorise le développement sain de l'enfant sur les plans émotionnel, social et cognitif. Le rapport père-enfant contribue à l'épanouissement global de l'enfant et à l'établissement de relations interpersonnelles solides.

Un mystère insoluble

Le sujet des souvenirs chez les nouveau-nés est complexe et fait encore l'objet de recherches et de débats au sein de la communauté scientifique. Il n'existe pas de consensus clair quant à la capacité des nouveau-nés à former et à conserver des souvenirs explicites, c'est-à-dire des souvenirs conscients et rappelables.

D'une manière générale, les souvenirs explicites nécessitent un certain niveau de développement cognitif et maturité cérébrale, ainsi que des capacités de langage et de narration pour pouvoir être exprimés. Ces capacités ne sont pas pleinement développées chez les nouveau-nés.

Cependant, des études suggèrent que les nouveau-nés peuvent avoir des formes de mémoire implicite, qui sont des formes de mémoire non conscientes et non verbales. Par exemple, ils peuvent reconnaître la voix de leur mère, se souvenir de certaines sensations tactiles familières ou réagir de manière plus rapide et adaptative à des stimuli qu'ils ont déjà rencontrés.

De plus, il est important de noter que les interactions et les expériences sensorielles précoces jouent un rôle crucial dans le développement du cerveau et la formation des connexions neuronales. Ces premières expériences peuvent influencer le développement ultérieur de la mémoire et des capacités cognitives de l'enfant.

Il est donc possible que les nouveau-nés puissent avoir des souvenirs implicites liés à des expériences sensorielles et relationnelles précoces, même s'ils ne sont pas capables de les exprimer consciemment ou de s'en souvenir de manière explicite.

En fin de compte, la question des souvenirs chez les nouveau-nés reste complexe et nécessite encore des recherches approfondies pour mieux comprendre les capacités de mémoire et les processus cognitifs qui se développent dès la naissance.

Pas à ne pas franchir , les mauvaises habitudes...

Les mauvaises habitudes peuvent avoir un impact négatif sur notre vie quotidienne et notre bien-être. Voici quelques raisons pour lesquelles il est important de faire des efforts pour éviter les mauvaises habitudes :

1. Santé : Certaines mauvaises habitudes, telles que le tabagisme, la consommation excessive d'alcool, une alimentation déséquilibrée ou la sédentarité, peuvent avoir des conséquences néfastes sur notre santé physique et mentale. Éviter ces habitudes peut contribuer à améliorer notre bien-être général et à réduire les risques de développer des maladies chroniques.

2. Productivité : Les mauvaises habitudes peuvent entraver notre productivité et notre capacité à atteindre nos objectifs. Des habitudes telles que la procrastination, la désorganisation ou le manque de planification peuvent nous faire perdre du temps et nous empêcher d'accomplir ce que nous souhaitons.

3. Relations interpersonnelles : Certaines mauvaises habitudes, comme l'agressivité, la

négligence ou la mauvaise communication, peuvent affecter nos relations avec les autres. Cultiver des habitudes positives et respectueuses favorise des interactions harmonieuses et renforce les liens avec nos proches.

4. Estime de soi : Les mauvaises habitudes peuvent avoir un impact négatif sur notre estime de soi et notre confiance en nous. Lorsque nous avons du mal à nous débarrasser de comportements nuisibles, cela peut renforcer des sentiments de frustration, de culpabilité ou de dévalorisation de soi. Cultiver de bonnes habitudes renforce notre estime de soi et notre confiance en nos capacités.

5. Bien-être émotionnel : Certaines mauvaises habitudes, comme la rumination mentale, le pessimisme constant ou le manque d'autosoin, peuvent contribuer à des niveaux de stress élevés, à l'anxiété ou à la dépression. En adoptant des habitudes positives, telles que la méditation, l'exercice régulier ou la recherche de soutien social, nous pouvons améliorer notre bien-être émotionnel.

Il est important de noter que briser les mauvaises habitudes peut être un processus difficile et nécessite souvent du temps, de la persévérance et du soutien. Il est utile de définir des objectifs clairs, de rechercher des stratégies pour remplacer les mauvaises habitudes par de bonnes habitudes et de solliciter l'aide de professionnels si nécessaire.

En fin de compte, en évitant les mauvaises habitudes et en cultivant des habitudes positives, nous pouvons améliorer notre qualité de vie, notre santé et notre bien-être général.

ALIMENTATION DU NOUVEAU -NÉ

L'alimentation du nouveau-né est une préoccupation primordiale pour assurer sa croissance, son développement et son bien-être. Voici quelques informations importantes concernant l'alimentation du nouveau-né :

1. Allaitement maternel : L'allaitement maternel est recommandé comme mode d'alimentation exclusif pendant les six premiers mois de vie. Le lait maternel est considéré comme l'aliment idéal pour les nourrissons, car il contient tous les nutriments essentiels, des anticorps pour

renforcer leur système immunitaire et favorise le lien affectif entre la mère et l'enfant.

2. Formule infantile : Si l'allaitement maternel n'est pas possible ou choisi, la formule infantile est une alternative appropriée. Les formules pour nourrissons sont spécialement formulées pour répondre aux besoins nutritionnels des nourrissons et sont généralement basées sur du lait de vache modifié.

3. Fréquence des tétées : Les nouveau-nés ont besoin de fréquentes tétées ou biberons, car leur estomac est petit et leur capacité à digérer le lait est limitée. Au début, ils peuvent téter environ toutes les 2 à 3 heures, jour et nuit. Les signaux de faim du nourrisson, tels que le suçotement des lèvres, les mouvements de succion ou les pleurs, doivent être observés pour répondre à ses besoins alimentaires.

4. Introduction des aliments solides : L'introduction d'aliments solides dans l'alimentation du nourrisson se fait généralement vers l'âge de 6 mois, en complément de l'allaitement maternel ou de la formule. Les aliments solides sont introduits progressivement, en commençant par des purées ou des céréales pour bébés, puis en ajoutant d'autres aliments tels que des fruits, des légumes et des protéines.

5. Précautions pour la sécurité alimentaire : Lors de l'alimentation du nouveau-né, il est important de prendre des précautions pour assurer la sécurité alimentaire. Cela inclut le lavage soigneux des mains avant de préparer les biberons ou de manipuler les aliments, l'utilisation d'eau potable pour la préparation des biberons et la bonne hygiène des équipements d'alimentation.

Il est essentiel de consulter un professionnel de la santé, tel qu'un médecin ou une consultante en lactation, pour obtenir des conseils spécifiques sur l'alimentation de votre nouveau-né. Chaque nourrisson a des besoins nutritionnels individuels, et il est important de prendre en compte ses caractéristiques uniques et son développement pour fournir une alimentation adaptée et adéquate.

RATION QUOTIDIENNE DE L'ENFANT

La ration quotidienne d'un enfant dépend de plusieurs facteurs, notamment son âge, son poids, son niveau d'activité physique et ses besoins individuels. Les recommandations générales peuvent varier, mais voici quelques indications générales concernant les rations quotidiennes pour différents groupes d'âge :

1. Nourrissons (0-6 mois) :

- Allaitement maternel exclusif : Les nouveau-nés allaités au sein suivent généralement leur propre appétit. Il est recommandé de nourrir à la demande, en observant les signaux de faim du nourrisson.
- Formule infantile : Les nouveau-nés nourris à la formule consomment généralement de 500 à 800 ml de formule par jour, répartis sur plusieurs biberons.

- Allaitement maternel ou formule infantile : L'allaitement maternel ou la formule continue à être une source importante d'alimentation, mais l'introduction d'aliments solides commence vers l'âge de 6 mois.
- Aliments solides : Les bébés commencent par de petites quantités de purées ou de céréales pour bébés, puis augmentent progressivement. Ils peuvent généralement

manger environ 2 à 3 repas solides par jour, en plus des tétées ou des biberons.

Les enfants d'âge préscolaire ont besoin d'environ 1 000 à 1 400 calories par jour, réparties entre trois repas principaux et deux collations.

- Ils devraient consommer une variété d'aliments, y compris des fruits, des légumes, des céréales complètes, des protéines maigres et des produits laitiers.
- Les portions varient en fonction de l'appétit et des besoins individuels de l'enfant.

- Les enfants d'âge scolaire ont besoin d'environ 1 200 à 2 000 calories par jour, en fonction de leur âge, de leur poids et de leur niveau d'activité physique.
- Une alimentation équilibrée comprenant des fruits, des légumes, des céréales complètes, des protéines maigres et des produits laitiers est recommandée.
- Les portions peuvent être ajustées en fonction de l'appétit et des besoins individuels de l'enfant.

Il est important de noter que ces chiffres sont des indications générales et que chaque enfant est unique. Il est recommandé de consulter un professionnel de la santé, comme un pédiatre ou un nutritionniste, pour obtenir des recommandations spécifiques en fonction des besoins individuels de votre enfant. Ils pourront vous aider à élaborer un plan alimentaire adapté à son âge, à sa croissance et à ses besoins nutritionnels.

Allaitement au sein

L'allaitement maternel est une méthode d'alimentation naturelle et bénéfique pour les nourrissons. Voici quelques informations importantes sur l'allaitement au sein :

- Nutrition optimale : Le lait maternel est considéré comme l'aliment le mieux adapté aux besoins nutritionnels des nourrissons. Il contient tous les nutriments essentiels, des anticorps pour renforcer leur système immunitaire et des enzymes facilitant la digestion.
- Protection contre les maladies : Le lait maternel fournit des anticorps qui aident à protéger le nourrisson contre les infections, les maladies respiratoires, les allergies et d'autres problèmes de santé.

- Digestion facilitée : Le lait maternel est facilement digéré par les nourrissons grâce à sa composition spécifique, ce qui réduit le risque de problèmes gastro-intestinaux tels que les coliques et les reflux.
- Lien affectif renforcé : L'allaitement maternel favorise le contact physique et émotionnel étroit entre la mère et le nourrisson, renforçant ainsi le lien d'attachement et la sécurité affective.

- Récupération post-partum : L'allaitement maternel aide l'utérus à retrouver sa taille normale plus rapidement après l'accouchement grâce aux contractions utérines induites par l'allaitement.
- Protection contre certaines maladies : L'allaitement maternel est associé à une réduction du risque de certains cancers chez la mère, notamment le cancer du sein et de l'ovaire, ainsi qu'à une diminution de l'incidence du diabète de type 2 et de l'ostéoporose.
- Facilité et économie : L'allaitement maternel est pratique et économique, car il n'y a pas besoin d'acheter, de préparer ou de transporter du lait en poudre ou des biberons.

2.Pratiques recommandées pour l'allaitement maternel réussi :

- Mise au sein précoce : Il est recommandé de commencer l'allaitement maternel dès que possible après la naissance, idéalement dans l'heure qui suit l'accouchement.
- Fréquence des tétées : Les nouveau-nés ont besoin de fréquentes tétées, généralement toutes les 2 à 3 heures, jour et nuit. Il est important de répondre aux signaux de faim du nourrisson pour maintenir une production de lait adéquate.
- Positionnement et succion corrects : Assurez-vous d'avoir une position confortable pour vous et votre bébé pendant l'allaitement, avec une bonne prise du sein et une succion efficace.
- Soutien et accompagnement : Le soutien de professionnels de la santé, tels que les consultantes en lactation, ainsi que le soutien émotionnel de la famille et des proches, peuvent être précieux pour un allaitement maternel réussi.

Chaque expérience d'allaitement maternel est unique, et certaines femmes peuvent rencontrer des défis ou des difficultés. Il est important de se sentir soutenue et de rechercher de l'aide si nécessaire. Les professionnels de la santé peuvent fournir des conseils personnalisés et des solutions pour surmonter les obstacles éventuels.

Il est également important de souligner que chaque femme a le droit de choisir le mode d'alimentation qui convient le mieux à elle et à son bébé, que ce soit l'allaitement maternel, l'allaitement mixte ou l'alimentation par formule. L'essentiel est que le nourrisson reçoive une nutrition adéquate et bénéficie d'un soutien affectif et d'un lien étroit avec ses parents.

Les règles d'hygiène lors de la préparation des biberons

Lors de la préparation des biberons, il est essentiel de suivre des règles d'hygiène rigoureuses pour assurer la sécurité alimentaire du nourrisson. Voici quelques règles importantes à respecter :

1. Lavez-vous les mains : Avant de préparer un biberon, lavez-vous soigneusement les mains avec de l'eau tiède et du savon pendant au moins 20 secondes. Assurez-vous également

que tous les ustensiles et équipements utilisés sont propres.

2. Nettoyez et stérilisez les biberons et les tétines : Avant la première utilisation et après chaque utilisation, nettoyez soigneusement les biberons, les tétines, les capuchons et les bagues à l'eau chaude savonneuse. Vous pouvez utiliser une brosse à biberon pour nettoyer l'intérieur des biberons et des tétines. Rincez-les abondamment à l'eau potable. Pour les nourrissons de moins de 3 mois, il est recommandé de stériliser les biberons et les tétines en les faisant bouillir pendant environ 5 minutes ou en utilisant un stérilisateur approprié.

3. Utilisez de l'eau potable : Utilisez de l'eau potable sûre pour préparer les biberons. L'eau du robinet est généralement sûre dans de nombreux pays, mais si vous avez des doutes sur la qualité de l'eau, vous pouvez utiliser de l'eau en bouteille ou faire bouillir de l'eau du robinet pendant au moins une minute, puis la laisser refroidir avant de l'utiliser.

4. Suivez les instructions de dosage : Suivez attentivement les instructions de dosage sur l'emballage de la formule pour préparer le biberon. Utilisez la bonne quantité de poudre de

formule et d'eau pour garantir une nutrition adéquate pour le nourrisson.

5. Préparez le biberon juste avant de le donner : Il est préférable de préparer le biberon juste avant de le donner au nourrisson. Évitez de préparer des biberons à l'avance et de les conserver à température ambiante, car cela peut favoriser la croissance de bactéries.

6. Refroidissez le biberon rapidement : Après avoir préparé le biberon, refroidissez-le rapidement en le plaçant dans de l'eau froide ou en le tenant sous l'eau froide courante. Assurez-vous que le biberon atteigne une température sûre pour le nourrisson avant de lui donner.

7. Jetez les restes de formule non consommée : Si le nourrisson n'a pas terminé le biberon, jetez les restes de formule non consommée dans les 2 heures suivant sa préparation. Ne réutilisez pas les restes de formule d'un biberon précédent.

En suivant ces règles d'hygiène, vous pouvez réduire les risques de contamination et assurer la sécurité alimentaire lors de la préparation des biberons pour votre nourrisson. Si vous avez des questions ou des préoccupations spécifiques, n'hésitez pas à consulter un professionnel de la santé, tel qu'un pédiatre ou une consultante en lactation.

Tenir le bébé en lui donnant le biberon

Lorsque vous donnez le biberon à votre bébé, il est important de vous assurer que la position est confortable et sécuritaire pour vous et votre bébé. Voici quelques conseils pour tenir votre bébé pendant la tétée au biberon :

1. Asseyez-vous confortablement : Asseyez-vous dans une position confortable, avec un bon soutien pour votre dos et vos bras. Vous pouvez utiliser des coussins d'allaitement ou des oreillers pour vous soutenir.

2. Tenez le biberon à un angle approprié : Inclinez légèrement le biberon afin que le lait remplisse la tétine pour éviter que votre bébé n'ait à avaler trop d'air.

3. Tenez le bébé de manière sécurisée : Placez le bras qui se trouve du côté opposé à celui que vous allez nourrir sous le bébé, en soutenant sa tête, son cou et son dos. Assurez-vous de soutenir la tête de votre bébé car les muscles de son cou ne sont pas encore suffisamment développés.

4. Faites face à votre bébé : Tenez votre bébé face à vous, en vous assurant que son nez est

dégagé et qu'il peut respirer librement. Les yeux de votre bébé doivent être en contact avec les vôtres, ce qui peut renforcer le lien affectif entre vous.

5. Laissez votre bébé contrôler la tétée : Permettez à votre bébé de contrôler le rythme de la tétée en lui permettant de faire des pauses s'il en a besoin. Ne forcez pas votre bébé à finir le biberon s'il n'a plus faim.

6. Surveillez les signes de satiété : Observez les signes de satiété de votre bébé, tels que l'arrêt de la succion, la fermeture de la bouche ou le détournement du regard. Cela indique qu'il est peut-être temps d'arrêter la tétée.

7. Burp votre bébé : Après la tétée, prenez le temps de faire faire à votre bébé un rot en le tenant en position verticale ou en le tapotant doucement dans le dos pour évacuer l'air qu'il a pu avaler pendant la tétée.

Il est important de rappeler que chaque bébé est unique et peut avoir ses préférences en matière de positionnement et de tétée. N'hésitez pas à ajuster la position en fonction des besoins et du confort de votre bébé. Si vous avez des questions ou des préoccupations spécifiques, consultez un professionnel de la santé ou un conseiller en lactation pour obtenir des conseils adaptés à votre situation.

Si le lait maternel ne suffit pas

Si le lait maternel ne suffit pas à répondre aux besoins nutritionnels de votre bébé, il existe plusieurs options pour compléter son alimentation :

1. Supplémentation au lait maternel : Si vous souhaitez continuer à allaiter mais que votre production de lait maternel est insuffisante, vous pouvez envisager de compléter les tétées avec du lait maternel exprimé ou avec du lait maternel donné par une donneuse (lait maternel humain pasteurisé). Ces méthodes permettent de fournir davantage de lait maternel à votre bébé.

2. Alimentation mixte : L'alimentation mixte combine l'allaitement au sein avec l'introduction de la formule infantile. Vous pouvez donner des tétées au sein et compléter avec des biberons de formule pour garantir une alimentation adéquate à votre bébé. Il est important de consulter un professionnel de la santé pour obtenir des conseils sur la façon de combiner l'allaitement maternel et la formule de manière optimale.

3. Alimentation exclusivement à la formule : Si vous décidez de ne plus allaiter ou si l'allaitement maternel ne convient pas à vous ou à votre bébé, la formule infantile est une option sûre et nutritive. Les formules pour nourrissons sont spécialement conçues pour répondre aux besoins nutritionnels des nourrissons et sont disponibles dans une variété de types et de marques.

Il est important de discuter de vos préoccupations et de vos choix avec un professionnel de la santé, tel qu'un pédiatre ou une consultante en lactation. Ils peuvent vous fournir des conseils et un soutien personnalisés en fonction de votre situation individuelle. Il est également essentiel de prendre en compte le bien-être de la mère dans la prise de décision concernant l'alimentation du bébé, car une mère épanouie et en bonne santé est également importante pour le bien-être de l'enfant.

Allaitement artificiel

L'allaitement artificiel, également connu sous le nom d'alimentation au biberon ou d'alimentation à la formule, est une méthode d'alimentation des nourrissons qui utilise des préparations pour nourrissons, communément appelées formules infantiles, plutôt que le lait maternel. Voici quelques informations importantes sur l'allaitement artificiel :

1. Formules pour nourrissons : Les formules pour nourrissons sont spécialement formulées pour répondre aux besoins nutritionnels des nourrissons. Elles sont composées de protéines, de glucides, de lipides, de vitamines et de minéraux essentiels pour soutenir la croissance et le développement du nourrisson. Les formules pour nourrissons sont disponibles dans une variété de types et de marques, certaines étant adaptées à des besoins spécifiques, comme les allergies ou les problèmes digestifs.

2. Préparation des biberons : Lorsque vous préparez un biberon, suivez attentivement les instructions sur l'emballage de la formule pour mélanger la bonne quantité de poudre de formule avec de l'eau potable. Utilisez de l'eau préalablement bouillie et refroidie, ou de l'eau en bouteille recommandée pour les nourrissons. Respectez les mesures précises de la formule pour garantir une nutrition adéquate pour votre bébé.

3. Fréquence des biberons : Les nouveau-nés nourris au biberon ont généralement besoin de manger toutes les 2 à 4 heures, mais cela peut varier en fonction des besoins individuels de votre bébé. Observez les signaux de faim de

votre bébé et répondez-y en lui proposant un biberon.

4. Tenue du biberon : Tenez le biberon de manière à ce que la tétine soit remplie de formule pour éviter que votre bébé n'ait à avaler trop d'air. Assurez-vous que votre bébé est confortablement positionné et soutenez sa tête et son cou pendant la tétée.

5. Hygiène et stérilisation : Il est important de suivre des règles strictes d'hygiène lors de la préparation des biberons pour assurer la sécurité alimentaire de votre bébé. Lavez-vous soigneusement les mains avant de préparer un biberon. Nettoyez et stérilisez les biberons, les tétines et les équipements conformément aux recommandations du fabricant. Utilisez de l'eau potable sûre pour la préparation des biberons.

6. Soutien et conseils : Si vous choisissez l'allaitement artificiel, il est important de rechercher des conseils et un soutien auprès d'un professionnel de la santé, tel qu'un pédiatre ou un nutritionniste. Ils peuvent vous aider à choisir la formule appropriée, répondre à vos questions et vous fournir des conseils sur la nutrition et l'alimentation de votre bébé.

L'allaitement artificiel peut être une option appropriée et sûre pour nourrir votre bébé lorsque l'allaitement maternel n'est pas possible ou préféré. Il est important de prendre en compte les besoins de votre bébé, votre santé et vos préférences personnelles pour prendre une décision éclairée sur l'alimentation de votre bébé.

Repas à heures fixes ou "à la demande "

La question de savoir s'il faut nourrir un bébé à heures fixes ou à la demande dépend des préférences individuelles de la famille et des besoins du bébé. Voici une explication des deux approches :

1. Repas à heures fixes : Avec cette approche, les repas du bébé sont planifiés et donnés à des heures régulières tout au long de la journée. Par exemple, vous pouvez décider de nourrir votre bébé toutes les 3 heures, en suivant un horaire prédéfini. Cela permet d'établir une routine et une structure autour des repas, ce qui peut être pratique pour les parents et aider à la planification de la journée.

2. Repas à la demande : Avec cette approche, le bébé est nourri chaque fois qu'il montre des signes de faim. Les parents sont attentifs aux signaux de faim du bébé, tels que le suçotement des lèvres, les mouvements de succion ou les

pleurs, et le nourrissent en conséquence. Cette approche suit les besoins individuels du bébé et permet de répondre rapidement à sa faim.

Les deux approches ont leurs avantages. Les repas à heures fixes peuvent aider à instaurer une routine et à prévoir les moments de repas, ce qui peut être pratique pour les parents et permettre une certaine prévisibilité. Cela peut également aider à réguler l'appétit du bébé et à éviter qu'il ne se suralimente ou ne sous-alimente.

D'un autre côté, les repas à la demande permettent de répondre aux besoins individuels du bébé et de lui fournir de la nourriture lorsqu'il a faim. Cela peut favoriser une relation d'écoute et de confiance entre les parents et le bébé, en répondant à ses signaux de faim de manière réactive.

Il est important de noter que la plupart des experts recommandent d'utiliser une combinaison des deux approches. Par exemple, vous pouvez établir une routine de repas à heures fixes tout en étant attentif aux signaux de faim du bébé entre les repas. Cela permet de répondre aux besoins du bébé tout en instaurant une certaine structure dans la journée.

Quelle que soit l'approche choisie, il est important de surveiller les signes de faim et de satiété de votre bébé, de lui permettre de manger à son propre rythme et de lui fournir une alimentation adéquate en fonction de ses besoins individuels. Vous pouvez consulter un professionnel de la santé, tel qu'un pédiatre, pour obtenir des conseils spécifiques en fonction de votre situation et des besoins de votre bébé.

Il est important de noter que la croissance varie d'un bébé à l'autre et peut être influencée par plusieurs facteurs tels que la génétique, l'alimentation, l'environnement et la santé générale du bébé. Il est recommandé de consulter régulièrement un professionnel de la santé, tel qu'un pédiatre, qui peut suivre la croissance et le développement de votre bébé de manière individuelle et fournir des conseils adaptés à votre situation.

Il est recommandé de peser régulièrement un enfant pendant sa première année de vie pour suivre sa croissance et son développement. Idéalement, cela devrait être fait à des jours fixes et, si possible, à la même heure pour obtenir des mesures cohérentes. Voici quelques raisons pour lesquelles le suivi régulier du poids de l'enfant est important :

1. Surveillance de la croissance : Le poids est un indicateur clé de la croissance de l'enfant. En

surveillant régulièrement le poids, on peut détecter rapidement d'éventuels problèmes de croissance ou de prise de poids insuffisante, ce qui peut nécessiter des ajustements dans l'alimentation ou un suivi médical plus approfondi.

2. Évaluation de l'alimentation : Le suivi régulier du poids peut aider à évaluer si l'enfant reçoit une nutrition adéquate. Un gain de poids approprié est un signe que l'alimentation du nourrisson est adéquate et que ses besoins nutritionnels sont satisfaits.

3. Dépistage des problèmes de santé : Une diminution significative du poids peut être un signe de maladie ou d'autres problèmes de santé chez un nourrisson. En surveillant régulièrement le poids, on peut repérer les changements inhabituels et agir rapidement pour obtenir un diagnostic et un traitement appropriés.

4. Suivi du développement général : La croissance du poids est liée au développement global de l'enfant. En surveillant le poids, on peut obtenir des informations sur le développement physique général de l'enfant et s'assurer qu'il progresse normalement.

Il est recommandé de suivre les recommandations de votre professionnel de la santé en matière de suivi du poids de votre enfant. Dans de nombreux cas, les visites régulières chez le pédiatre comprennent des mesures du poids, de la taille et du périmètre crânien de l'enfant pour évaluer sa croissance. En cas de préoccupations concernant la croissance ou le poids de votre enfant, il est important de consulter un professionnel de la santé pour une évaluation et des conseils supplémentaires.

Ce n'est pas seulement une question de dose :
L'allaitement ne se limite cependant pas à une succession mécanique de gestes précis et ponctuels

1. Lien émotionnel :

2. L'allaitement maternel favorise un lien émotionnel profond entre la mère et le bébé. Le contact peau à peau, la proximité et l'interaction lors de l'allaitement renforcent le lien affectif entre la mère et l'enfant, favorisant ainsi un attachement sécurisant.

3. Échanges sensoriels :

4. Pendant l'allaitement, le bébé est exposé à une variété de stimulations sensorielles, notamment le contact physique, les odeurs et les sons de la mère. Ces stimulations sensorielles peuvent apporter du réconfort au bébé et stimuler son développement sensoriel.

5. Régulation de l'appétit :

6. L'allaitement maternel permet au bébé de réguler son appétit de manière autonome. Le lait maternel s'adapte naturellement aux besoins du bébé, fournissant la bonne quantité de nutriments et de calories à chaque tétée. Cela aide le bébé à développer une sensation de satiété et à apprendre à reconnaître ses signaux de faim et de satiété.

7. Protection contre les maladies :

8. Le lait maternel est riche en anticorps et en composés protecteurs qui aident à renforcer le système immunitaire du bébé. Il offre une protection contre les infections, les maladies respiratoires, les allergies et d'autres problèmes de santé courants chez les nourrissons.

9. Nutrition optimale :

10. Le lait maternel est spécifiquement adapté aux besoins nutritionnels du nourrisson. Il fournit tous les nutriments essentiels nécessaires à sa

croissance et à son développement, ainsi que des enzymes et des facteurs de croissance qui favorisent la santé et le bien-être.

Il est important de reconnaître que l'allaitement maternel est une expérience unique pour chaque mère et chaque bébé. Cela demande du temps, de la patience et de l'apprentissage mutuel pour trouver ce qui fonctionne le mieux pour vous et votre bébé. Il est recommandé de rechercher un soutien professionnel, tel qu'une consultante en lactation ou un groupe de soutien à l'allaitement, pour obtenir des conseils, des informations et un soutien supplémentaires tout au long de votre parcours d'allaitement.

La tétée

La tétée est le moment où le bébé prend le sein de sa mère pour se nourrir de lait maternel. C'est un moment d'intimité et de connexion entre la mère et le bébé. Voici quelques informations sur la tétée :

1.Positionnement :

2.Il est important de trouver une position confortable pour la mère et le bébé pendant la tétée. Il existe différentes positions d'allaitement, telles que la position de la madone, la position du ballon de rugby ou la position couchée sur le côté. L'objectif est de soutenir la tête du bébé et d'assurer un alignement correct de la bouche du bébé avec le mamelon.

3. Attachement :

4. Lors de la tétée, le bébé doit être correctement attaché au sein pour une succion efficace. La bouche du bébé doit couvrir une grande partie de l'aréole (la zone sombre autour du mamelon), et sa lèvre inférieure doit être retroussée vers l'extérieur. Un bon attachement aide le bébé à obtenir suffisamment de lait et à éviter les douleurs ou les problèmes d'allaitement.

5. Succion :

6. Le bébé utilise la succion pour extraire le lait du sein de sa mère. La succion initiale est plus rapide pour stimuler le flux de lait, puis elle devient plus lente et plus profonde pour extraire le lait de manière efficace. La succion peut être accompagnée de mouvements de déglutition et de pauses régulières.

7. Durée :

8. La durée d'une tétée peut varier d'un bébé à l'autre. Certains bébés peuvent téter rapidement

et efficacement en quelques minutes, tandis que d'autres peuvent prendre plus de temps. Il est important de permettre au bébé de téter aussi longtemps qu'il en a besoin pour se sentir satisfait et nourri.

9. Fréquence :

10. Les nouveau-nés ont souvent besoin de téter fréquemment, généralement toutes les 2 à 3 heures. La fréquence des tétées peut varier en fonction des besoins individuels du bébé, de la croissance, du développement et de la production de lait de la mère. Il est recommandé de répondre aux signaux de faim du bébé et de lui offrir le sein chaque fois qu'il le demande.

La tétée est un moment précieux de connexion et de nutrition entre la mère et le bébé. Elle offre de nombreux avantages pour la santé et le bien-être des deux parties. Si vous avez des questions ou des préoccupations concernant la tétée, il est recommandé de consulter un professionnel de la santé, tel qu'une consultante en lactation ou un pédiatre, pour obtenir des conseils et un soutien individualisés.

L'intolérance au lait maternel

L'intolérance au lait maternel, également connue sous le nom d'allergie aux protéines du lait de vache (APLV), est une réaction immunitaire anormale du système digestif du nourrisson aux protéines présentes dans le lait maternel. Voici quelques informations importantes à connaître sur l'intolérance au lait maternel :

1. Symptômes : Les symptômes de l'intolérance au lait maternel peuvent varier d'un bébé à l'autre, mais ils peuvent inclure des coliques, des régurgitations fréquentes, des vomissements, de la diarrhée, de la constipation, des éruptions cutanées, de l'irritabilité ou des problèmes de sommeil. Les symptômes peuvent apparaître quelques minutes à quelques heures après l'ingestion du lait maternel.

2. Causes : L'intolérance au lait maternel est généralement causée par une réaction aux protéines du lait de vache qui sont ingérées par la mère et présentes dans son lait maternel. Ces protéines peuvent passer dans le lait maternel après que la mère a consommé des produits laitiers ou d'autres aliments contenant du lait de vache.

3. Diagnostic : Le diagnostic de l'intolérance au lait maternel est généralement basé sur les

symptômes observés chez le bébé. Dans certains cas, des tests supplémentaires peuvent être recommandés, tels que des tests cutanés ou sanguins, pour confirmer l'allergie aux protéines du lait de vache.

4. Gestion : Si votre bébé est diagnostiqué avec une intolérance au lait maternel, il est souvent recommandé d'éliminer les produits laitiers et les aliments contenant du lait de vache de votre propre alimentation en tant que mère. Cela peut aider à réduire la présence des protéines du lait de vache dans votre lait maternel. Dans certains cas, votre médecin peut recommander des suppléments nutritionnels ou des formules spéciales pour nourrir votre bébé.

5. Suivi médical : Si vous suspectez une intolérance au lait maternel chez votre bébé, il est important de consulter un professionnel de la santé, tel qu'un pédiatre ou un allergologue, pour un diagnostic précis et un plan de gestion approprié. Ils pourront vous fournir des conseils spécifiques à votre situation et vous aider à assurer une nutrition adéquate pour votre bébé.

Il est important de noter que l'intolérance au lait maternel est différente de l'allergie au lait de vache. L'intolérance implique une réaction du système digestif, tandis que l'allergie est une réaction immunitaire. Dans les cas d'allergie, le lait maternel peut également contenir des protéines allergènes, et il peut être nécessaire de consulter un professionnel de la santé pour gérer l'allergie alimentaire de manière appropriée.

Les selles

Les selles du nourrisson peuvent varier en apparence, en fréquence et en texture. Voici quelques informations importantes à connaître sur les selles des bébés :

1. Couleur :

2. Les selles des nouveau-nés allaités exclusivement sont généralement jaunes ou jaune doré. Cette couleur est due à la bilirubine, un pigment présent dans le lait maternel. Les bébés nourris au biberon peuvent avoir des selles de couleur légèrement différente, pouvant aller du jaune au brun.

3. Consistance :

4. Les selles du nourrisson allaité exclusivement ont tendance à être liquides ou semi-liquides, souvent décrites comme ayant une consistance de moutarde ou de yaourt. Cela est considéré

comme normal. Les selles des bébés nourris au biberon peuvent être légèrement plus épaisses.

5. Fréquence :

6. Les bébés allaités exclusivement peuvent avoir des selles fréquentes, parfois après chaque tétée ou même plusieurs fois par jour. Cela est dû à la digestion rapide du lait maternel. Les bébés nourris au biberon peuvent avoir des selles moins fréquentes, généralement une ou deux fois par jour.

7. Texture :

8. Les selles des nourrissons peuvent varier en texture, passant de liquides à plus solides à mesure que le bébé grandit et que son système digestif se développe. L'introduction de solides dans l'alimentation peut également affecter la consistance des selles.

9. Changements normaux

10. Les selles des nourrissons peuvent changer de temps en temps en fonction de nombreux facteurs, tels que l'alimentation, la croissance, la santé et les médicaments. Par exemple, les bébés qui commencent à consommer des aliments solides peuvent avoir des selles plus épaisses ou plus odorantes.

Il est important de noter que chaque bébé est unique et que ses selles peuvent varier. Si vous avez des préoccupations concernant les selles de votre bébé, il est recommandé de consulter un professionnel de la santé, tel qu'un pédiatre. Ils peuvent évaluer la situation et vous fournir des conseils adaptés à votre bébé.

CONCLUSION

En conclusion, ce deuxième livre sur la grossesse a abordé de nombreux aspects importants de cette période de la vie d'une femme. Nous avons exploré les différentes étapes du développement fœtal, les changements physiques et émotionnels chez la mère, les soins prénatals, les précautions à prendre, l'alimentation, l'exercice, la préparation à l'accouchement et bien plus encore. J'espère sincèrement que ce livre a été une ressource informative et utile pour les futures mamans et leurs proches, les aidant à vivre cette expérience extraordinaire de manière saine et épanouissante.

Cependant, notre exploration ne s'arrête pas là. Un troisième livre passionnant est en préparation, qui se concentrera sur les soins du nouveau-né et les premiers mois de vie. Ce livre abordera des sujets tels que l'allaitement, le sommeil du bébé, les soins quotidiens, le développement du nourrisson, les vaccins, les problèmes courants et bien d'autres aspects essentiels pour accompagner les parents dans les premières étapes de la vie de leur bébé.

Nous sommes impatients de partager avec vous ce troisième livre qui vous guidera à travers les joies et les défis des soins du nouveau-né. Restez à l'écoute pour découvrir une mine d'informations pratiques et bienveillantes qui vous aideront à offrir à votre bébé les meilleurs soins dès le premier jour.

Que cette série de livres serve de ressource précieuse pour les futurs parents, les guidant avec des conseils bien fondés, une perspective bienveillante et un soutien pour vivre chaque étape de la parentalité avec confiance et amour.

Bien à vous. J.R.